Riprendi in Mano la Tua Vita in 15 Settimane

Angie Green
Lenny Glamour

Dedica questo diario a chiunque ti faccia stare bene
e che insieme a te beneficerà dei risultati positivi
che raggiungerai seguendo questo percorso.

Ricorda che per essere felice, devi essere per te e per
chi ti ama la versione migliore di te stessa

QUESTO DIARIO APPARTIENE

A:

E' possibile aumentare la propria l'energia vitale?
Certo che Si!

L'energia vitale non è uno stato di grazie che ci permette di essere veramente vivi e con una voglia di fare straordinaria. Sicuramente ti è capitato di notare quando una persona trasmette una forte energia vitale e provi piacere a stare vicino a quella persona.

Questo diario vuole portarti ad avere consapevolezza dello stato della tua energia vitale ed aiutarti ad individuare quali sono le cause che la rendono bassa. Con questo diario potrai tenere traccia delle tue abitudini non produttive e sostituirle con abitudini funzionali al tuo benessere. Segui step by step ogni giorno le indicazioni delle schede e migliora il tuo stato di benessere.

Infondo sappiamo davvero cos'è l'energia vitale?

E' quella sensazione di essere vivi, eccitati, pieni di energia fisica, mentale ed emozionale nel sentirsi guidati verso qualcosa di importante.

Ci sono molte persone che si nel loro percorso di vita tendon a trascinarsi, hanno abitudini che abbassano il loro stato di energia vitale, un pò come se la vita non dipendesse da loro, e non godono a pieno l'essenza della vita stessa.

La vita è un DONO STRAORDINARIO, e ogni singolo giorno debba essere vissuto come tale.

Se riusciamo a capire come aumentare la nostra energia vitale, possiamo goderci la vita fino in fondo.

Prima di tutto, devi sapere che ci sono 4 sfere energetiche che bisogna conoscere per aumentare la propria energia vitale.

- Energia fisica
- Energia mentale

- Energia emozionale
- Energia spirituale

Poi ci sono i ladri di energia, prima impariamo ad identificarli, prima possiamo eliminarli.

Ora vediamo quali sono i ladri di energia:

- Alimentazione sconsiderata
- Sedentarietà
- Tecnologia usata in maniera sconsiderata
- Emozioni negative (paura, ansia, preoccupazione, frustrazione, tristezza duratura, odio, rancore).

Con questo diario avrai la possibilità di aumentare la tua energia vitale, lavorando sulle 4 sfere energetiche:

1. **Energia fisica**
   a) Cura l'alimentazione.
      Quello che ingerisci nel tuo corpo, deve essere il tuo carburante ideale. Non mangiare solo per il gusto di farlo o solo per stereotipi, ma mangia per nutrirti. Studia bene qual è l'alimentazione migliore per TE. "Meglio mangi, più energia avrai";
   b) Fai esercizio fisico corretto per il tuo corpo (basta anche solo una passeggiata di 30 minuti ogni giorno;
   c) Impara a respirare in modo corretto;
   d) Impara a riposare in modo corretto.

2. **Energia mentale**
   a) Elimina le zavorre, neuro-associazioni negative, convinzioni depotenzianti, identità depotenzianti;
   b) Lavora su te stessa ed elimina le paure che hai nella tua testa;
   c) Crea degli obiettivi ben posti, chiari, eccitanti. Nessuno può avere un "energia vitale" alta, senza un obiettivo da raggiungere;
   d) Comprendi qual è la tua MISSION.

3. **Energia emozionale** (esistono emozioni piacevoli e dolorose).

   a) Elimina i blocchi emozionali negativi. Quando provi un 'emozione, provala a pieno e poi lasciala andare. Ho conosciuto persone che provavano, tristezza, rabbia, odio anche per molti anni, cosi facendo hanno recato danno solo a se stessi;

   b) Aumenta i momenti della tua vita dove provi emozioni piacevoli (*gioia, felicità, passione, amore, condivisione, amicizia*). Tutte queste emozioni vanno alimentate ogni giorno.

4. **Energia spirituale**

   a) Meditazione;

   b) Preghiera verso l'amore, il perdono, compassione, unione.

Ti do' una buona notizia, non c'è bisogno di fare tutte queste cose per alzare la tua energia vitale, ma ne bastano solo alcune, con questo diario potrai seguire e monitorare i piccoli passi quotidiani che dovrai fare.

Ora basta con le parole e iniziamo con la pratica !!!

Lenny Glamour

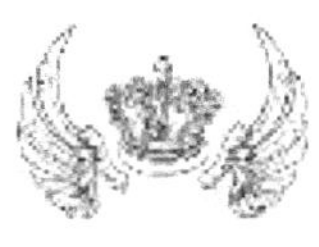

Affermazioni produttive

In questa sezione, dovrai scrivere almeno 2 affermazioni produttive
che ti saranno di supporto per l'obiettivo che sceglierai.

Leggi le affermazioni ogni mattina, ogni volta che ne senti la
necessità e la sera prima di dormire. Saranno la connessione tra te e
il tuo obiettivo.

Prima affermazione

Seconda affermazione

Esempio dichiarazione produttiva: Ongi giorno curo il mio corpo e la mia mente e mi
sento sempre meglio.

Settimana 1

Se vuoi cambiare il mondo, prova prima a migliorare
e a trasformare te stesso.

(Dalai Lama)

Settimana dal______al______

❖ Questa è la prima settimana di 15 settimane. Scrivi un obiettivo che vuoi raggiungere a fine percorso.

❖ Scrivi quali sono i passi che devi compiere per raggiungere il tuo obiettivo.

Scrivi come ti sentirai quando avrai raggiunto il tuo obiettivo
(usa tutti i 5 sensi per provare che emozioni sentirai a obiettivo raggiunto).

Identifica le tue emozioni

Lunedi __/__/__	◯	◯	◯	◯	◯
Martedi __/__/__	◯	◯	◯	◯	◯
Mercoledi __/__/__	◯	◯	◯	◯	◯
Giovedi __/__/__	◯	◯	◯	◯	◯
Venerdi __/__/__	◯	◯	◯	◯	◯
Sabato __/__/__	◯	◯	◯	◯	◯
Domenica __/__/__	◯	◯	◯	◯	◯

Identifica il tuo umore	Felice rilassata	Energetica Creativa	Pigra giorno no	Annoiata Stanca	Stressata arrabbiata ....

Cosa ha causato il tuo stato emotivo?

Identifica ciò che ha innescato il tuo stato emotivo.

Se stai provando emozioni negative, pensa cosa puoi fare "in questo preciso momento" per sostituirle con emozioni positive.

(Annota qui le emozioni negative/non produttive provate e descrivi come le hai sostituite con le emozioni positive/produttive.)

Monitora il tuo Benessere
(spunta le attività quotidiane svolte)

	Lunedi	Martedi	Mercoledi	Giovedi	Venerdi	Sabato	Domenica
Nutrizione: Mangia più frutta e verdura							
Idratazione: Bevi più acqua							
Sport: Pratica almeno 30 minuti al giorno di attività motoria							
Prenditi cura di te: Riposa almeno 7/8 ore a notte							

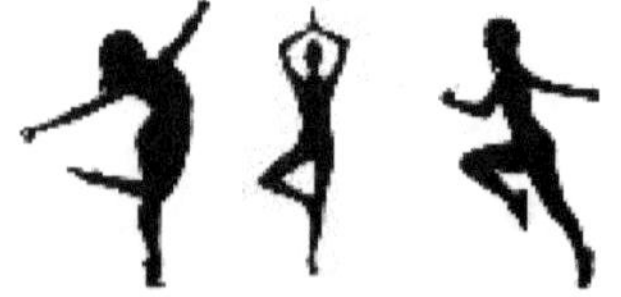

Sezione dedicata a ai tuoi piaceri

Individua ciò che ti fa stare bene, scrivilo nell'apposita sezione e ritagliati del tempo *(indicando il giorno e le ore dedicata)* per praticarlo. Scegli 1 o più hobby/svaghi.

Relax

Creatività

Salute

Amici/Relazioni

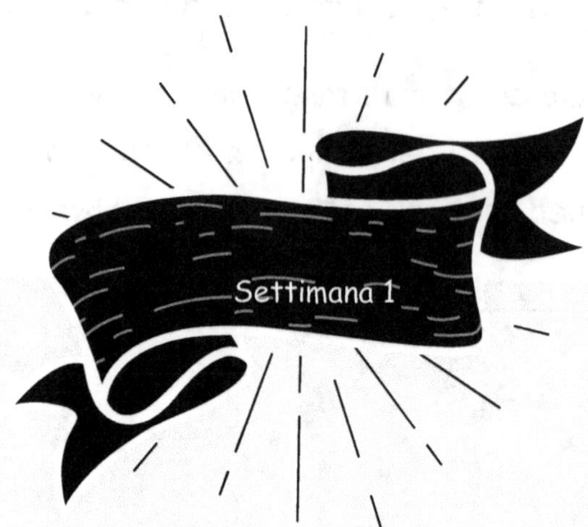

In questa pagina puoi riassumere come è andata la settimana

Settimana 1 >>>>> Settimana 2

In questa fase dovrai:

- scrivere i miglioramenti ottenuti nella settimana 1 e continuare con la settimana 2

- scrivere le difficoltà incontrate nella settimana 1 e migliorarle nella settimana 2

Ogni mattone aggiunto è una pietra miliare utile al raggiungimento del tuo obiettivo

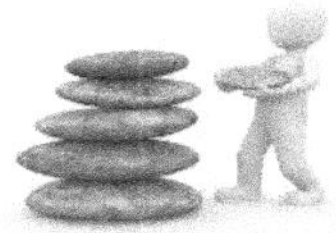

Settimana 2

Se vuoi qualcosa che non hai mai avuto, devi fare qualcosa che non hai mai fatto.

(Thomas jefferson)

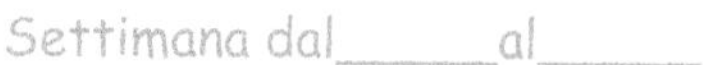

Annotazioni

Identifica le tue emozioni

Lunedi __/__/__	◯	◯	◯	◯	◯
Martedi __/__/__	◯	◯	◯	◯	◯
Mercoledi __/__/__	◯	◯	◯	◯	◯
Giovedi __/__/__	◯	◯	◯	◯	◯
Venerdi __/__/__	◯	◯	◯	◯	◯
Sabato __/__/__	◯	◯	◯	◯	◯
Domenica __/__/__	◯	◯	◯	◯	◯

Identifica il tuo umore	Felice rilassata	Energetica Creativa	Pigra giorno no	Annoiata Stanca	Stressata arrabbiata
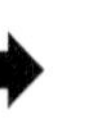			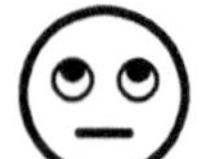		

Cosa ha causato il tuo stato emotivo?

Identifica ciò che ha innescato il tuo stato emotivo.

Se stai provando emozioni negative, pensa cosa puoi fare "in questo preciso momento" per sostituirle con emozioni positive.

(Annota qui le emozioni negative/non produttive provate e descrivi come le hai sostituite con le emozioni positive/produttive.)

Monitora il tuo Benessere

(spunta le attività quotidiane)

	Lunedi	Martedi	Mercoledi	Giovedi	Venerdi	Sabato	Domenica
Nutrizione: Mangia più frutta e verdura							
Idratazione: Bevi più acqua							
Sport: Pratica almeno 30 minuti al giorno di attività motoria							
Prenditi cura di te: Riposa almeno 7/8 ore a notte							

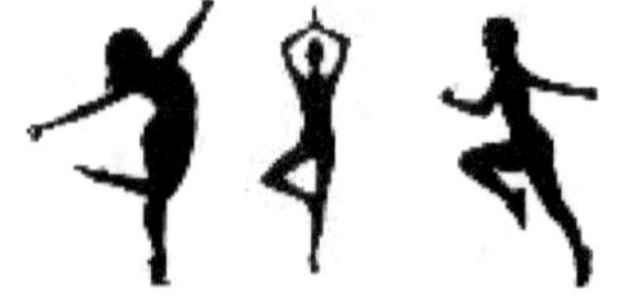

Sezione dedicata a ai tuoi piaceri

Individua ciò che ti fa stare bene, scrivilo nell'apposita sezione e ritagliati del tempo *(indicando il giorno e le ore dedicata)* per praticarlo. Scegli 1 o più hobby/svaghi.

Relax

Creatività

Salute

Amici/Relazioni

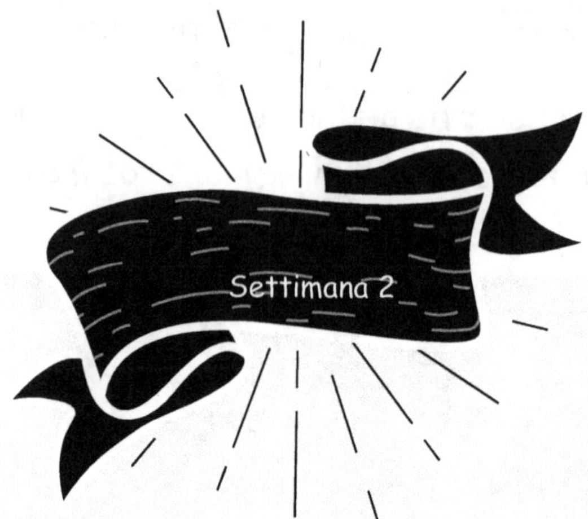

In questa pagina puoi riassumere come è andata la settimana

Settimana 2 >>>>> Settimana 3

In questa fase dovrai:

- scrivere i miglioramenti ottenuti nella settimana 2 e continuare con la settimana 3

- scrivere le difficoltà incontrate nella settimana 2 e migliorarle nella settimana 3

Ogni mattone aggiunto è una pietra miliare utile al raggiungimento del tuo obiettivo

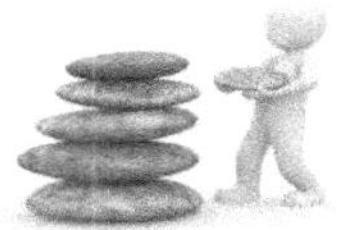

Settimana 3

Ci sono due regole nella vita:

1. Non mollare mai;

2. Non dimenticare mai la regola n. 1

(Duke Ellington)

Settimana dal______al______

Annotazioni

Identifica le tue emozioni

Lunedi __/__/__	◯	◯	◯	◯	◯
Martedi __/__/__	◯	◯	◯	◯	◯
Mercoledi __/__/__	◯	◯	◯	◯	◯
Giovedi __/__/__	◯	◯	◯	◯	◯
Venerdi __/__/__	◯	◯	◯	◯	◯
Sabato __/__/__	◯	◯	◯	◯	◯
Domenica __/__/__	◯	◯	◯	◯	◯

Identifica il tuo umore	Felice rilassata	Energetica Creativa	Pigra giorno no	Annoiata Stanca	Stressata arrabbiata
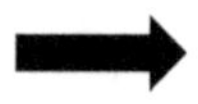	....	....	....	....	....
	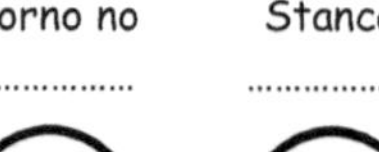				

Cosa ha causato il tuo stato emotivo?

Identifica ciò che ha innescato il tuo stato emotivo.

Se stai provando emozioni negative, pensa cosa puoi fare "in questo preciso momento" per sostituirle con emozioni   positive.

(Annota qui le emozioni negative/non produttive provate e descrivi come le hai sostituite con le emozioni positive/produttive.)

Monitora il tuo Benessere

(spunta le attività quotidiane)

	Lunedi	Martedi	Mercoledi	Giovedi	Venerdi	Sabato	Domenica
Nutrizione: Mangia più frutta e verdura							
Idratazione: Bevi più acqua							
Sport: Pratica almeno 30 minuti al giorno di attività motoria							
Prenditi cura di te: Riposa almeno 7/8 ore a notte							

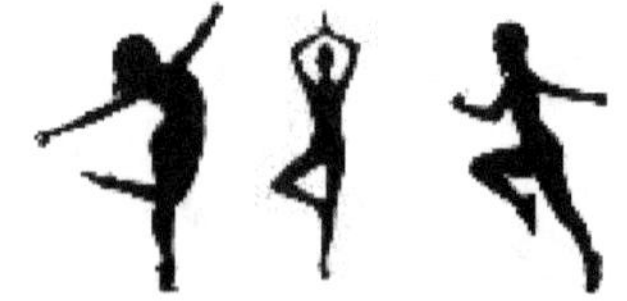

Sezione dedicata a ai tuoi piaceri

Individua ciò che ti fa stare bene, scrivilo nell'apposita sezione e ritagliati del tempo *(indicando il giorno e le ore dedicata)* per praticarlo. Scegli 1 o più hobby/svaghi.

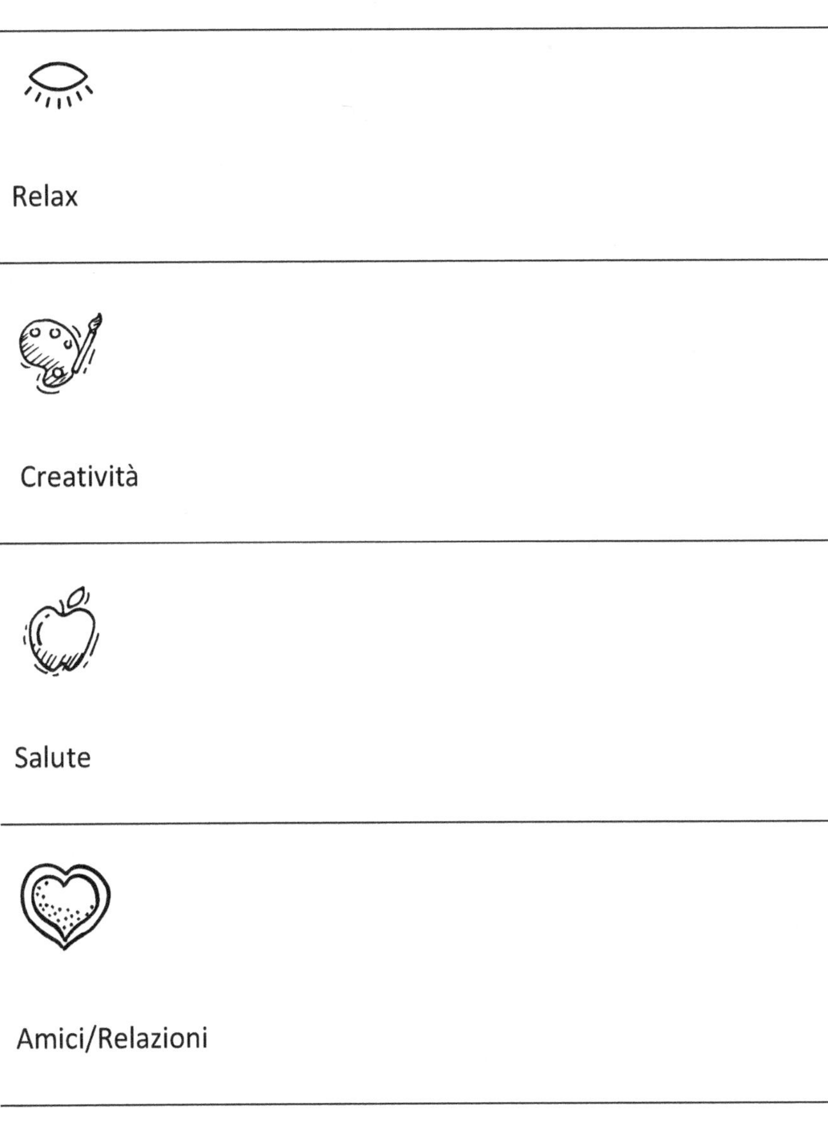

Relax

Creatività

Salute

Amici/Relazioni

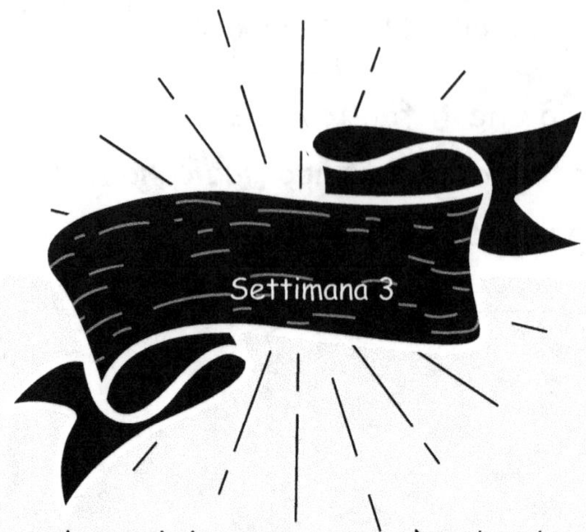

In questa pagina puoi riassumere come è andata la settimana

Settimana 3 >>>>> Settimana 4

In questa fase dovrai:

- scrivere i miglioramenti ottenuti nella settimana 3 e continuare con la settimana 4

- scrivere le difficoltà incontrate nella settimana 3 e migliorarle nella settimana 4

Ogni mattone aggiunto è una pietra miliare utile al raggiungimento del tuo obiettivo

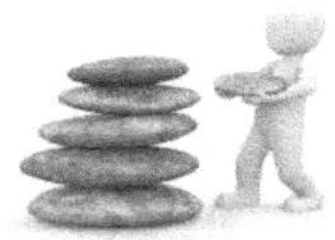

Settimana 4

Non rinunciare a provare a fare ciò che vuoi veramente fare. Dove c'è amore e ispirazione, non penso che tu possa sbagliare.

(Ella Fitzgerald)

Settimana dal_____al_____

Annotazioni

Identifica le tue emozioni

Lunedi __/__/__	◯	◯	◯	◯	◯
Martedi __/__/__	◯	◯	◯	◯	◯
Mercoledi __/__/__	◯	◯	◯	◯	◯
Giovedi __/__/__	◯	◯	◯	◯	◯
Venerdi __/__/__	◯	◯	◯	◯	◯
Sabato __/__/__	◯	◯	◯	◯	◯
Domenica __/__/__	◯	◯	◯	◯	◯

Identifica il tuo umore	Felice rilassata	Energetica Creativa	Pigra giorno no	Annoiata Stanca	Stressata arrabbiata

Cosa ha causato il tuo stato emotivo?

Identifica ciò che ha innescato il tuo stato emotivo.

Se stai provando emozioni negative, pensa cosa puoi fare "in questo preciso momento" per sostituirle con emozioni positive.

(Annota qui le emozioni negative/non produttive provate e descrivi come le hai sostituite con le emozioni positive/produttive.)

Monitora il tuo Benessere

(spunta le attività quotidiane)

	Lunedi	Martedi	Mercoledi	Giovedi	Venerdi	Sabato	Domenica
Nutrizione: Mangia più frutta e verdura							
Idratazione: Bevi più acqua							
Sport: Pratica almeno 30 minuti al giorno di attività motoria							
Prenditi cura di te: Riposa almeno 7/8 ore a notte							

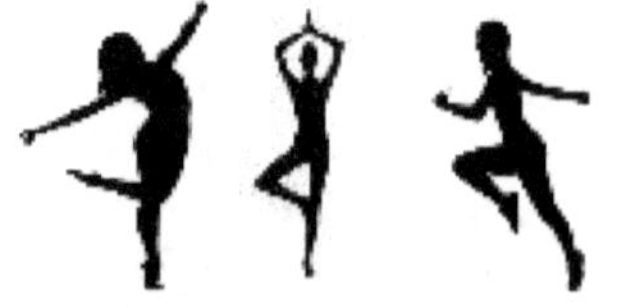

Sezione dedicata a ai tuoi piaceri

Individua ciò che ti fa stare bene, scrivilo nell'apposita sezione e ritagliati del tempo *(indicando il giorno e le ore dedicata)* per praticarlo. Scegli 1 o più hobby/svaghi.

Relax

Creatività

Salute

Amici/Relazioni

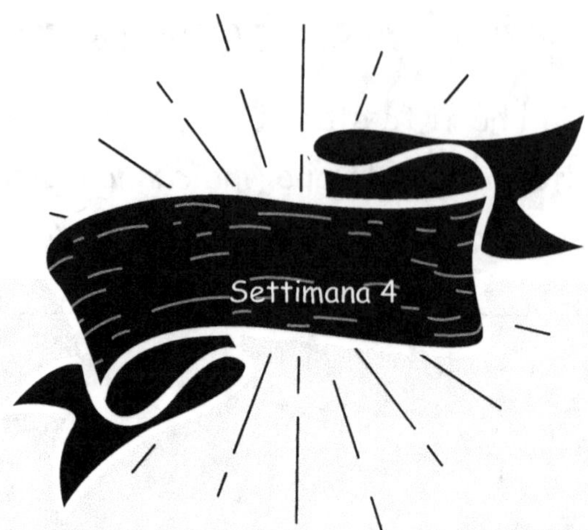

In questa pagina puoi riassumere come è andata la settimana

Settimana 4 >>>>> Settimana 5

In questa fase dovrai:

- scrivere i miglioramenti ottenuti nella settimana 4 e continuare con la settimana 5

- scrivere le difficoltà incontrate nella settimana 4 e migliorarle nella settimana 5

Ogni mattone aggiunto è una pietra miliare utile al raggiungimento del tuo obiettivo

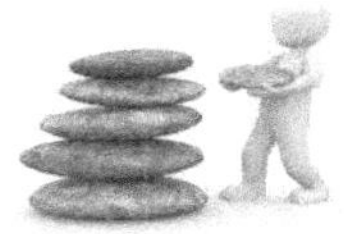

Settimana 5

Il futuro appartiene a coloro che credono nella bellezza dei loro sogni.

(Eleanor Roosevelt)

Annotazioni

Identifica le tue emozioni

Lunedi __/__/__	◯	◯	◯	◯	◯
Martedi __/__/__	◯	◯	◯	◯	◯
Mercoledi __/__/__	◯	◯	◯	◯	◯
Giovedi __/__/__	◯	◯	◯	◯	◯
Venerdi __/__/__	◯	◯	◯	◯	◯
Sabato __/__/__	◯	◯	◯	◯	◯
Domenica __/__/__	◯	◯	◯	◯	◯

Identifica il tuo umore	Felice rilassata	Energetica Creativa	Pigra giorno no	Annoiata Stanca	Stressata arrabbiata
➡					

Cosa ha causato il tuo stato emotivo?

Identifica ciò che ha innescato il tuo stato emotivo.

Se stai provando emozioni negative, pensa cosa puoi fare "in questo preciso momento" per sostituirle con emozioni positive.

(Annota qui le emozioni negative/non produttive provate e descrivi come le hai sostituite con le emozioni positive/produttive.)

Monitora il tuo Benessere

(spunta le attività quotidiane)

	Lunedi	Martedi	Mercoledi	Giovedi	Venerdi	Sabato	Domenica
Nutrizione: **Mangia più frutta e verdura**							
Idratazione: **Bevi più acqua**							
Sport: **Pratica almeno 30 minuti al giorno di attività motoria**							
Prenditi cura di te: **Riposa almeno 7/8 ore a notte**							

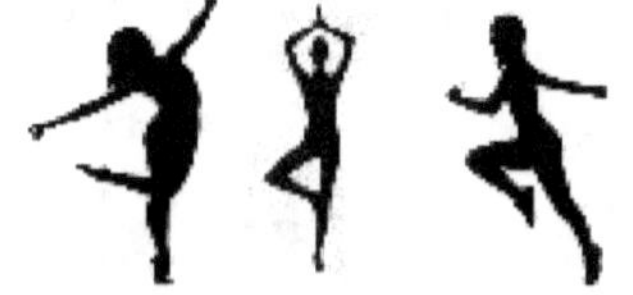

Sezione dedicata a ai tuoi piaceri

Individua ciò che ti fa stare bene, scrivilo nell'apposita sezione e ritagliati del tempo *(indicando il giorno e le ore dedicata)* per praticarlo. Scegli 1 o più hobby/svaghi.

Relax

Creatività

Salute

Amici/Relazioni

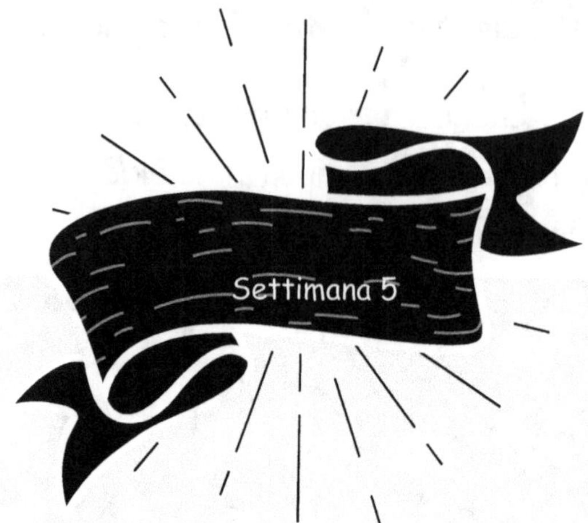

In questa pagina puoi riassumere come è andata la settimana

Settimana 5 >>>>> Settimana 6

In questa fase dovrai:

- scrivere i miglioramenti ottenuti nella settimana 5 e continuare con la settimana 6

- scrivere le difficoltà incontrate nella settimana 5 e migliorarle nella settimana 6

Ogni mattone aggiunto è una pietra miliare utile al raggiungimento del tuo obiettivo

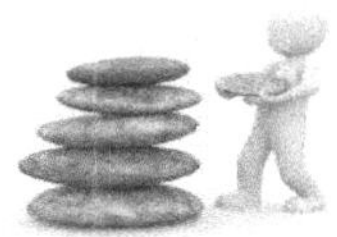

Settimana 6

Sembra sempre impossibile fino a quando non è fatto.

(Nelson Mandela)

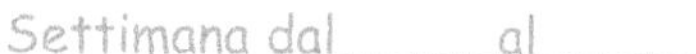

Annotazioni

Identifica le tue emozioni

Lunedi __/__/__	◯	◯	◯	◯	◯
Martedi __/__/__	◯	◯	◯	◯	◯
Mercoledi __/__/__	◯	◯	◯	◯	◯
Giovedi __/__/__	◯	◯	◯	◯	◯
Venerdi __/__/__	◯	◯	◯	◯	◯
Sabato __/__/__	◯	◯	◯	◯	◯
Domenica __/__/__	◯	◯	◯	◯	◯

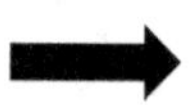 Identifica il tuo umore →

Felice rilassata	Energetica Creativa	Pigra giorno no	Annoiata Stanca	Stressata arrabbiata
....	....	....	....	....

Cosa ha causato il tuo stato emotivo?

Identifica ciò che ha innescato il tuo stato emotivo.

Se stai provando emozioni negative, pensa cosa puoi fare "in questo preciso momento" per sostituirle con emozioni positive.

(Annota qui le emozioni negative/non produttive provate e descrivi come le hai sostituite con le emozioni positive/produttive.)

Monitora il tuo Benessere

(spunta le attività quotidiane)

	Lunedi	Martedi	Mercoledi	Giovedi	Venerdi	Sabato	Domenica
Nutrizione: **Mangia più frutta e verdura**							
Idratazione: **Bevi più acqua**							
Sport: **Pratica almeno 30 minuti al giorno di attività motoria**							
Prenditi cura di te: **Riposa almeno 7/8 ore a notte**							

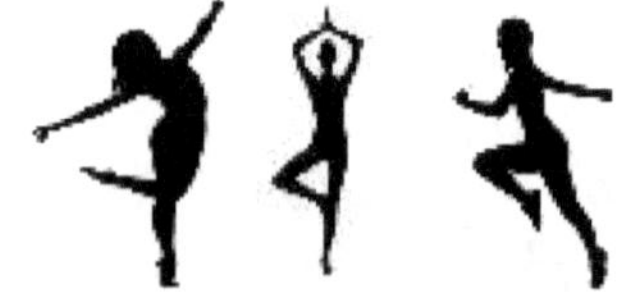

Individua ciò che ti fa stare bene, scrivilo nell'apposita sezione e ritagliati del tempo *(indicando il giorno e le ore dedicata)* per praticarlo. Scegli 1 o più hobby/svaghi.

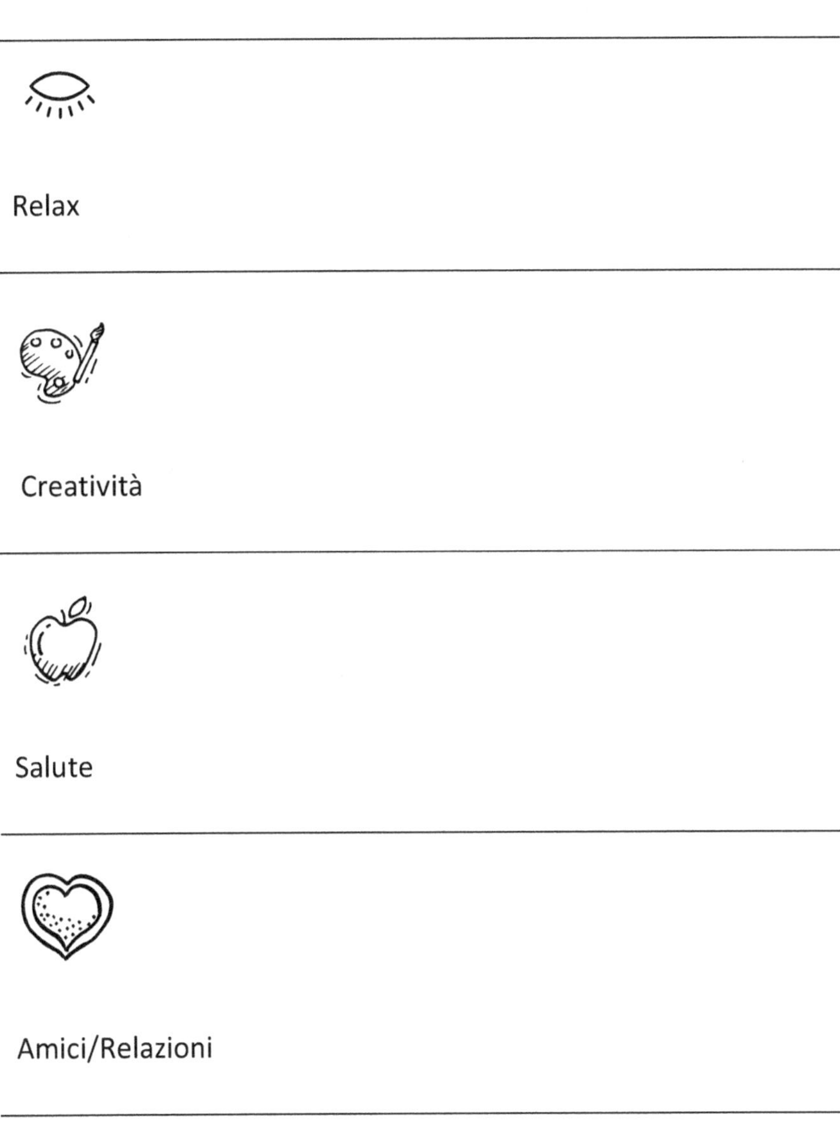

Relax

Creatività

Salute

Amici/Relazioni

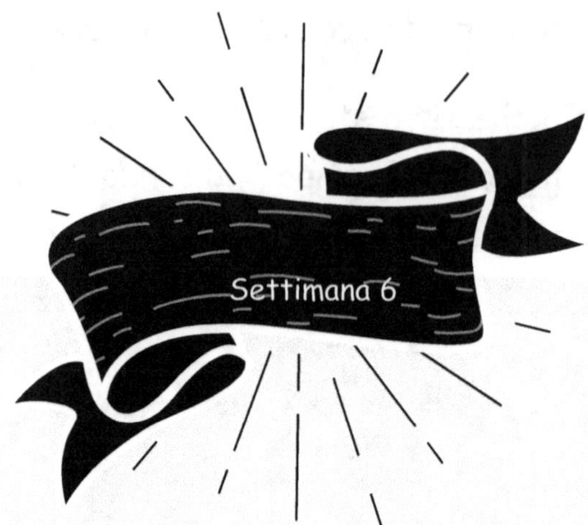

In questa pagina puoi riassumere come è andata la settimana

Settimana 6 >>>>> Settimana 7

In questa fase dovrai:

- scrivere i miglioramenti ottenuti nella settimana 6 e continuare con la settimana 7

- scrivere le difficoltà incontrate nella settimana 6 e migliorarle nella settimana 7

Ogni mattone aggiunto è una pietra miliare utile al raggiungimento del tuo obiettivo

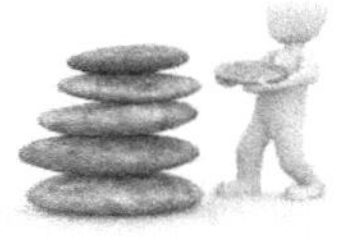

Settimana 7

Sii il cambiamento che vuoi vedere nel mondo.

(Mahatma Gandhi)

Settimana dal_______al_______

Annotazioni

Identifica le tue emozioni

Lunedi __/__/__	◯	◯	◯	◯	◯
Martedi __/__/__	◯	◯	◯	◯	◯
Mercoledi __/__/__	◯	◯	◯	◯	◯
Giovedi __/__/__	◯	◯	◯	◯	◯
Venerdi __/__/__	◯	◯	◯	◯	◯
Sabato __/__/__	◯	◯	◯	◯	◯
Domenica __/__/__	◯	◯	◯	◯	◯

Identifica il tuo umore 	Felice rilassata	Energetica Creativa	Pigra giorno no	Annoiata Stanca	Stressata arrabbiata
			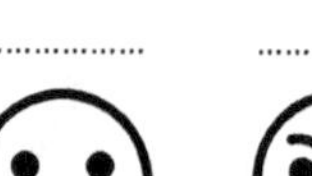		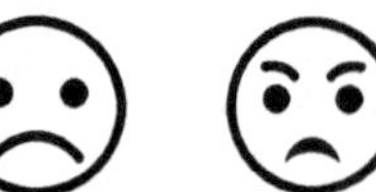

Cosa ha causato il tuo stato emotivo?

Identifica ciò che ha innescato il tuo stato emotivo.

Se stai provando emozioni negative, pensa cosa puoi fare "in questo preciso momento" per sostituirle con emozioni positive.

(Annota qui le emozioni negative/non produttive provate e descrivi come le hai sostituite con le emozioni positive/produttive.)

Monitora il tuo Benessere
(spunta le attività quotidiane)

	Lunedi	Martedi	Mercoledi	Giovedi	Venerdi	Sabato	Domenica
Nutrizione: Mangia più frutta e verdura							
Idratazione: Bevi più acqua							
Sport: Pratica almeno 30 minuti al giorno di attività motoria							
Prenditi cura di te: Riposa almeno 7/8 ore a notte							

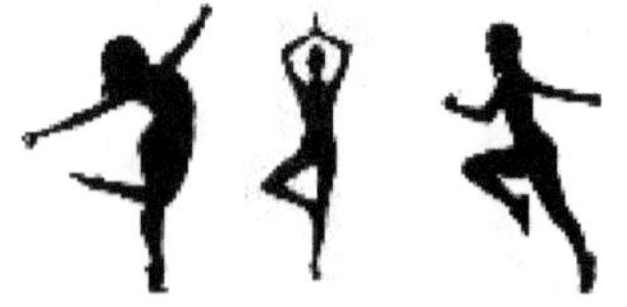

Individua ciò che ti fa stare bene, scrivilo nell'apposita sezione e ritagliati del tempo (*indicando il giorno e le ore dedicata*) per praticarlo. Scegli 1 o più hobby/svaghi.

Relax

Creatività

Salute

Amici/Relazioni

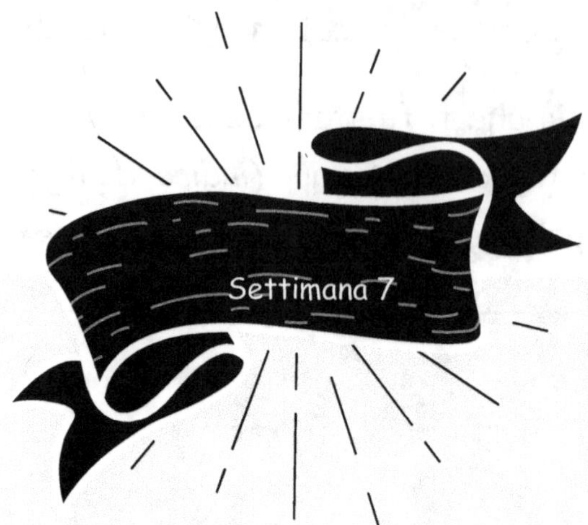

In questa pagina puoi riassumere come è andata la settimana

Settimana 7 >>>>> Settimana 8

In questa fase dovrai:

- scrivere i miglioramenti ottenuti nella settimana 7 e continuare con la settimana 8

- scrivere le difficoltà incontrate nella settimana 7 e migliorarle nella settimana 8

Ogni mattone aggiunto è una pietra miliare utile al raggiungimento del tuo obiettivo

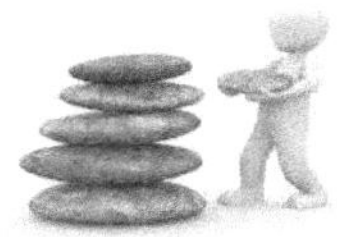

Settimana 8

Assicurati di non fare mai meno del tuo meglio.

(Walt Disney)

Annotazioni

Identifica le tue emozioni

Lunedi __/__/__	◯	◯	◯	◯	◯
Martedi __/__/__	◯	◯	◯	◯	◯
Mercoledi __/__/__	◯	◯	◯	◯	◯
Giovedi __/__/__	◯	◯	◯	◯	◯
Venerdi __/__/__	◯	◯	◯	◯	◯
Sabato __/__/__	◯	◯	◯	◯	◯
Domenica __/__/__	◯	◯	◯	◯	◯

Identifica il tuo umore	Felice rilassata	Energetica Creativa	Pigra giorno no	Annoiata Stanca	Stressata arrabbiata
	....	....	....	....	....

Cosa ha causato il tuo stato emotivo?

Identifica ciò che ha innescato il tuo stato emotivo.

Se stai provando emozioni negative, pensa cosa puoi fare "in questo preciso momento" per sostituirle con emozioni positive.

(Annota qui le emozioni negative/non produttive provate e descrivi come le hai sostituite con le emozioni positive/produttive.)

Monitora il tuo Benessere
(spunta le attività quotidiane)

	Lunedì	Martedì	Mercoledì	Giovedì	Venerdì	Sabato	Domenica
Nutrizione: Mangia più frutta e verdura							
Idratazione: Bevi più acqua							
Sport: Pratica almeno 30 minuti al giorno di attività motoria							
Prenditi cura di te: Riposa almeno 7/8 ore a notte							

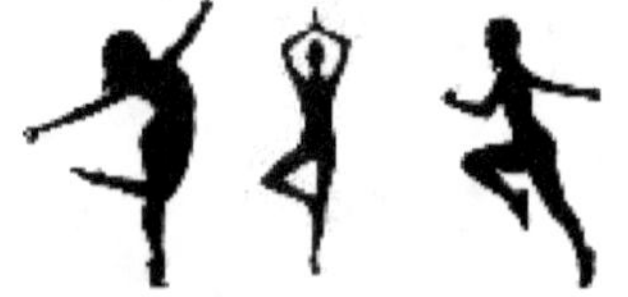

Individua ciò che ti fa stare bene, scrivilo nell'apposita sezione e ritagliati del tempo *(indicando il giorno e le ore dedicata)* per praticarlo. Scegli 1 o più hobby/svaghi.

Relax

Creatività

Salute

Amici/Relazioni

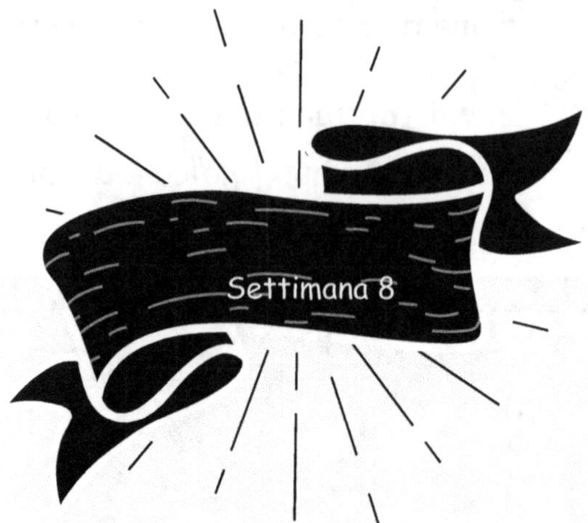

In questa pagina puoi riassumere come è andata la settimana

Settimana 8 >>>>> Settimana 9

In questa fase dovrai:

- scrivere i miglioramenti ottenuti nella settimana 8 e continuare con la settimana 9

- scrivere le difficoltà incontrate nella settimana 8 e migliorarle nella settimana 9

Ogni mattone aggiunto è una pietra miliare utile al raggiungimento del tuo obiettivo

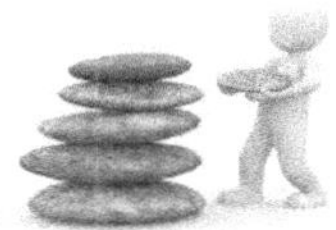

Settimana 9

Non aspettare. Non sarà mai il momento giusto.

(Napoleon Hill)

Settimana dal______al______

Annotazioni

Annotazioni

Identifica le tue emozioni

Lunedi __/__/__	◯	◯	◯	◯	◯
Martedi __/__/__	◯	◯	◯	◯	◯
Mercoledi __/__/__	◯	◯	◯	◯	◯
Giovedi __/__/__	◯	◯	◯	◯	◯
Venerdi __/__/__	◯	◯	◯	◯	◯
Sabato __/__/__	◯	◯	◯	◯	◯
Domenica __/__/__	◯	◯	◯	◯	◯

Identifica il tuo umore	Felice rilassata	Energetica Creativa	Pigra giorno no	Annoiata Stanca	Stressata arrabbiata
	....	....	....	....	....
	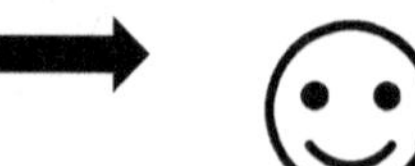		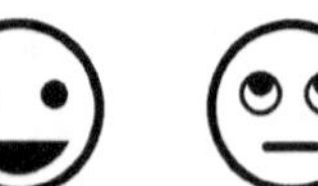		

Cosa ha causato il tuo stato emotivo?

Identifica ciò che ha innescato il tuo stato emotivo.

Se stai provando emozioni negative, pensa cosa puoi fare "in questo preciso momento" per sostituirle con emozioni positive.

(Annota qui le emozioni negative/non produttive provate e descrivi come le hai sostituite con le emozioni positive/produttive.)

Monitora il tuo Benessere

(spunta le attività quotidiane)

	Lunedì	Martedì	Mercoledì	Giovedì	Venerdì	Sabato	Domenica
Nutrizione: **Mangia più frutta e verdura**							
Idratazione: **Bevi più acqua**							
Sport: **Pratica almeno 30 minuti al giorno di attività motoria**							
Prenditi cura di te: **Riposa almeno 7/8 ore a notte**							

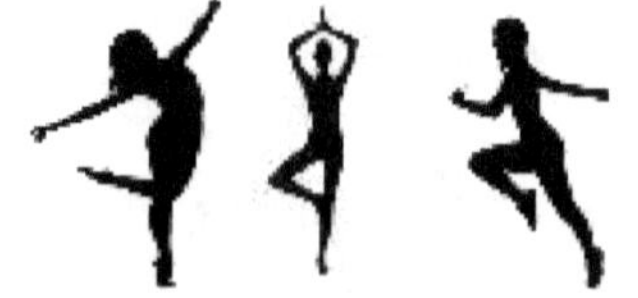

Individua ciò che ti fa stare bene, scrivilo nell'apposita sezione e ritagliati del tempo *(indicando il giorno e le ore dedicata)* per praticarlo. Scegli 1 o più hobby/svaghi.

Relax

Creatività

Salute

Amici/Relazioni

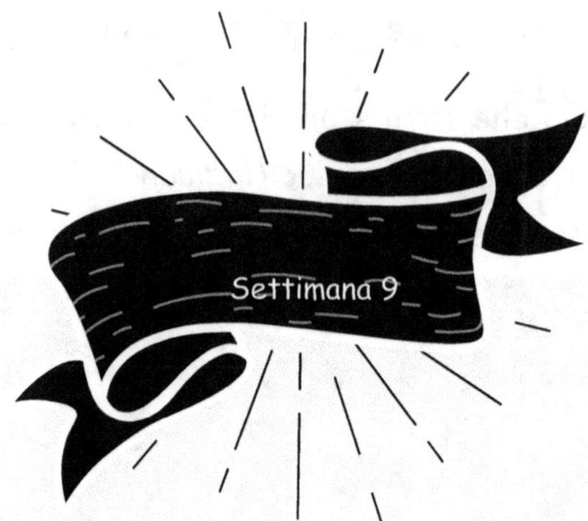

In questa pagina puoi riassumere come è andata la settimana

Settimana 9 >>>>> Settimana 10

In questa fase dovrai:

- scrivere i miglioramenti ottenuti nella settimana 9 e continuare con la settimana 10

- scrivere le difficoltà incontrate nella settimana 9 e migliorarle nella settimana 10

Ogni mattone aggiunto è una pietra miliare utile al raggiungimento del tuo obiettivo

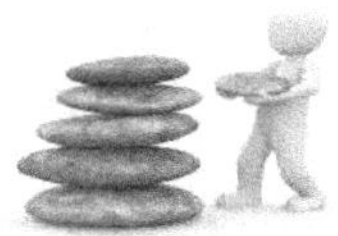

Settimana 10

Non è da dove vieni. È dove stai andando che conta.

(Ella Fitzgerald)

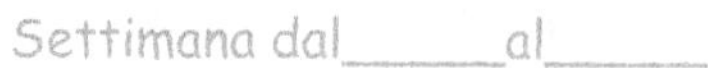

Annotazioni

Identifica le tue emozioni

Lunedi __/__/__	◯	◯	◯	◯	◯
Martedi __/__/__	◯	◯	◯	◯	◯
Mercoledi __/__/__	◯	◯	◯	◯	◯
Giovedi __/__/__	◯	◯	◯	◯	◯
Venerdi __/__/__	◯	◯	◯	◯	◯
Sabato __/__/__	◯	◯	◯	◯	◯
Domenica __/__/__	◯	◯	◯	◯	◯

| Identifica il tuo umore  | Felice rilassata ....  | Energetica Creativa ....  | Pigra giorno no ....  | Annoiata Stanca ....  | Stressata arrabbiata .... |

Cosa ha causato il tuo stato emotivo?

Identifica ciò che ha innescato il tuo stato emotivo.

Se stai provando emozioni negative, pensa cosa puoi fare "in questo preciso momento" per sostituirle con emozioni positive.

(Annota qui le emozioni negative/non produttive provate e descrivi come le hai sostituite con le emozioni positive/produttive.)

Monitora il tuo Benessere
(spunta le attività quotidiane)

	Lunedi	Martedi	Mercoledi	Giovedi	Venerdi	Sabato	Domenica
Nutrizione: **Mangia più frutta e verdura**							
Idratazione: **Bevi più acqua**							
Sport: **Pratica almeno 30 minuti al giorno di attività motoria**							
Prenditi cura di te: **Riposa almeno 7/8 ore a notte**							

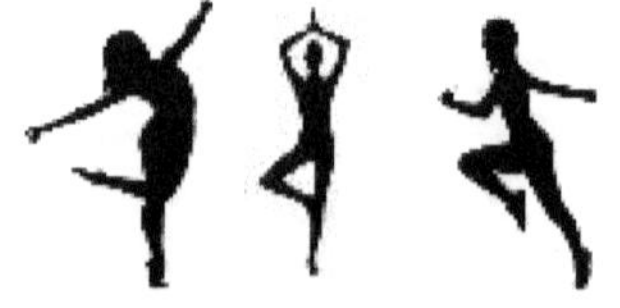

Individua ciò che ti fa stare bene, scrivilo nell'apposita sezione e ritagliati del tempo *(indicando il giorno e le ore dedicata)* per praticarlo. Scegli 1 o più hobby/svaghi.

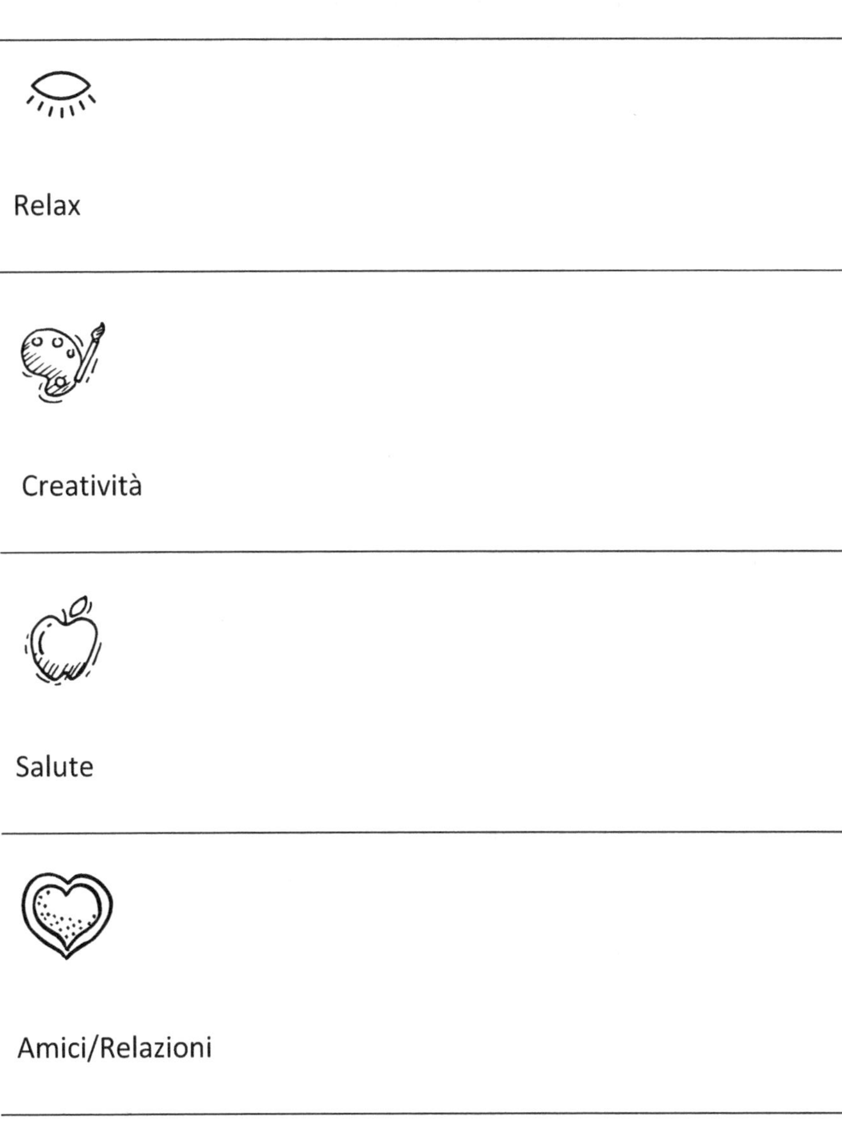

Relax

Creatività

Salute

Amici/Relazioni

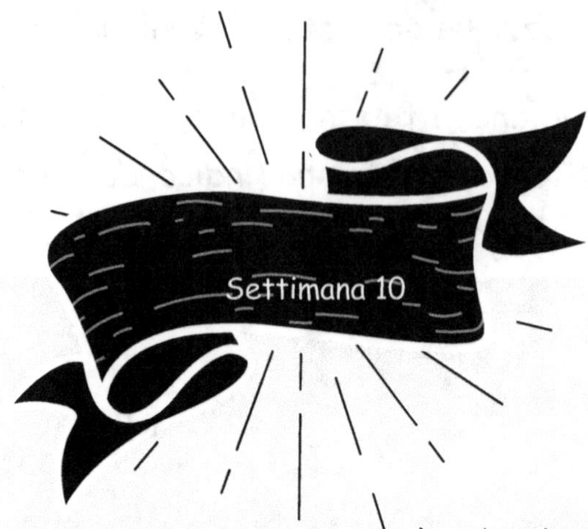

In questa pagina puoi riassumere come è andata la settimana

Settimana 10 >>>>> Settimana 11

In questa fase dovrai:

- scrivere i miglioramenti ottenuti nella settimana 10 e continuare con la settimana 11

- scrivere le difficoltà incontrate nella settimana 10 e migliorarle nella settimana 11

Ogni mattone aggiunto è una pietra miliare utile al raggiungimento del tuo obiettivo

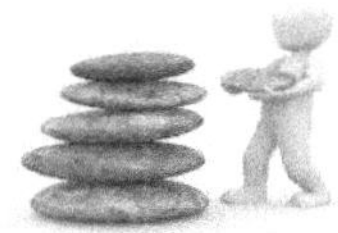

Settimana 11

Se puoi sognarlo, puoi farlo.

(Walt Disney)

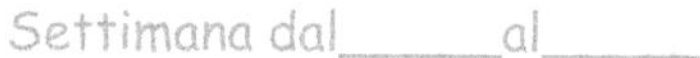

Annotazioni

Identifica le tue emozioni

Lunedi __/__/__	◯	◯	◯	◯	◯
Martedi __/__/__	◯	◯	◯	◯	◯
Mercoledi __/__/__	◯	◯	◯	◯	◯
Giovedi __/__/__	◯	◯	◯	◯	◯
Venerdi __/__/__	◯	◯	◯	◯	◯
Sabato __/__/__	◯	◯	◯	◯	◯
Domenica __/__/__	◯	◯	◯	◯	◯

Identifica il tuo umore ➡	Felice rilassata	Energetica Creativa	Pigra giorno no	Annoiata Stanca	Stressata arrabbiata ....

Cosa ha causato il tuo stato emotivo?

Identifica ciò che ha innescato il tuo stato emotivo.

Se stai provando emozioni negative, pensa cosa puoi fare "in questo preciso momento" per sostituirle con emozioni positive.

(Annota qui le emozioni negative/non produttive provate e descrivi come le hai sostituite con le emozioni positive/produttive.)

Monitora il tuo Benessere
(spunta le attività quotidiane)

	Lunedi	Martedi	Mercoledi	Giovedi	Venerdi	Sabato	Domenica
Nutrizione: **Mangia più frutta e verdura**							
Idratazione: **Bevi più acqua**							
Sport: **Pratica almeno 30 minuti al giorno di attività motoria**							
Prenditi cura di te: **Riposa almeno 7/8 ore a notte**							

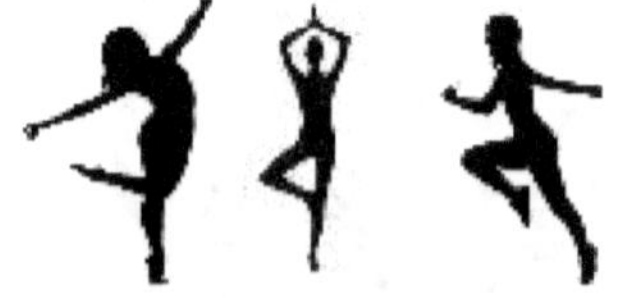

Individua ciò che ti fa stare bene, scrivilo nell'apposita sezione e ritagliati del tempo *(indicando il giorno e le ore dedicata)* per praticarlo. Scegli 1 o più hobby/svaghi.

Relax

Creatività

Salute

Amici/Relazioni

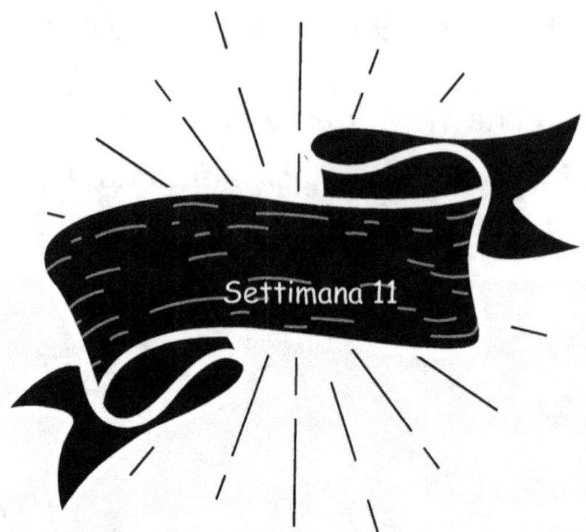

In questa pagina puoi riassumere come è andata la settimana

Settimana 11 >>>>> Settimana 12

In questa fase dovrai:

- scrivere i miglioramenti ottenuti nella settimana 11 e continuare con la settimana 12

- scrivere le difficoltà incontrate nella settimana 11 e migliorarle nella settimana 12

Ogni mattone aggiunto è una pietra miliare utile al raggiungimento del tuo obiettivo

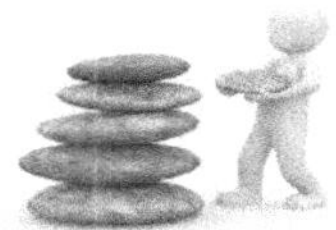

Settimana 12

Non rinunciare a un sogno solo perché pensi che ci vorrà troppo tempo per realizzarlo. Il tempo passerà comunque.

(Earl Nightingale)

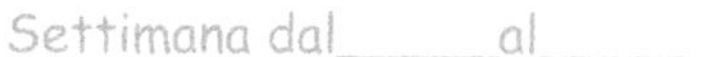

Annotazioni

Identifica le tue emozioni

Lunedi __/__/__	◯	◯	◯	◯	◯
Martedi __/__/__	◯	◯	◯	◯	◯
Mercoledi __/__/__	◯	◯	◯	◯	◯
Giovedi __/__/__	◯	◯	◯	◯	◯
Venerdi __/__/__	◯	◯	◯	◯	◯
Sabato __/__/__	◯	◯	◯	◯	◯
Domenica __/__/__	◯	◯	◯	◯	◯

Identifica il tuo umore	Felice rilassata	Energetica Creativa	Pigra giorno no	Annoiata Stanca	Stressata arrabbiata

Cosa ha causato il tuo stato emotivo?

Identifica ciò che ha innescato il tuo stato emotivo.

Se stai provando emozioni negative, pensa cosa puoi fare "in questo preciso momento" per sostituirle con emozioni   positive.

(Annota qui le emozioni negative/non produttive provate e descrivi come le hai sostituite con le emozioni positive/produttive.)

Monitora il tuo Benessere
(spunta le attività quotidiane)

	Lunedi	Martedi	Mercoledi	Giovedi	Venerdi	Sabato	Domenica
Nutrizione: **Mangia più frutta e verdura**							
Idratazione: **Bevi più acqua**							
Sport: **Pratica almeno 30 minuti al giorno di attività motoria**							
Prenditi cura di te: **Riposa almeno 7/8 ore a notte**							

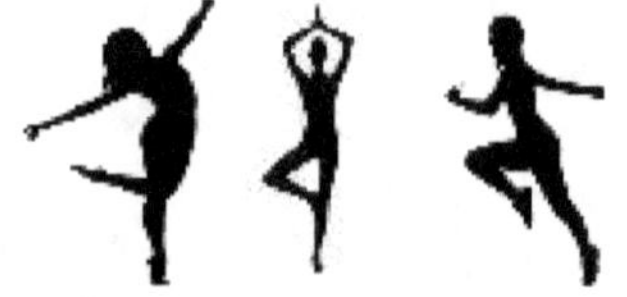

Sezione dedicata a ai tuoi piaceri

Individua ciò che ti fa stare bene, scrivilo nell'apposita sezione e ritagliati del tempo *(indicando il giorno e le ore dedicata)* per praticarlo. Scegli 1 o più hobby/svaghi.

Relax

Creatività

Salute

Amici/Relazioni

In questa pagina puoi riassumere come è andata la settimana

Settimana 12 >>>>> Settimana 13

In questa fase dovrai:

- scrivere i miglioramenti ottenuti nella settimana 12 e continuare con la settimana 13

- scrivere le difficoltà incontrate nella settimana 12 e migliorarle nella settimana 13

Ogni mattone aggiunto è una pietra miliare utile al raggiungimento del tuo obiettivo

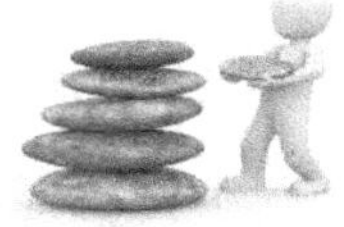

Settimana 13

Non devi permettere a nessuno di definire i tuoi limiti a causa del tuo passato. Il tuo unico limite è la tua anima.

(Walt Disney)

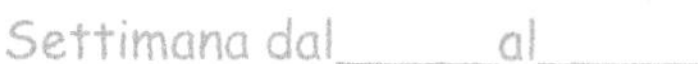

Annotazioni

Identifica le tue emozioni

Lunedi __/__/__	◯	◯	◯	◯	◯
Martedi __/__/__	◯	◯	◯	◯	◯
Mercoledi __/__/__	◯	◯	◯	◯	◯
Giovedi __/__/__	◯	◯	◯	◯	◯
Venerdi __/__/__	◯	◯	◯	◯	◯
Sabato __/__/__	◯	◯	◯	◯	◯
Domenica __/__/__	◯	◯	◯	◯	◯

Identifica il tuo umore	Felice rilassata	Energetica Creativa	Pigra giorno no	Annoiata Stanca	Stressata arrabbiata

Cosa ha causato il tuo stato emotivo?

Identifica ciò che ha innescato il tuo stato emotivo.

Se stai provando emozioni negative, pensa cosa puoi fare "in questo preciso momento" per sostituirle con emozioni   positive.

(Annota qui le emozioni negative/non produttive provate e descrivi come le hai sostituite con le emozioni positive/produttive.)

Monitora il tuo Benessere

(spunta le attività quotidiane)

	Lunedi	Martedi	Mercoledi	Giovedi	Venerdi	Sabato	Domenica
Nutrizione: **Mangia più frutta e verdura**							
Idratazione: **Bevi più acqua**							
Sport: **Pratica almeno 30 minuti al giorno di attività motoria**							
Prenditi cura di te: **Riposa almeno 7/8 ore a notte**							

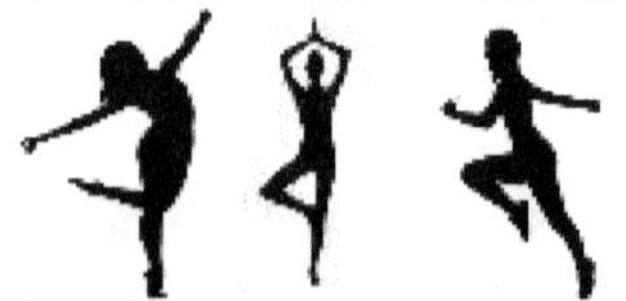

Individua ciò che ti fa stare bene, scrivilo nell'apposita sezione e ritagliati del tempo *(indicando il giorno e le ore dedicata)* per praticarlo. Scegli 1 o più hobby/svaghi.

Relax

Creatività

Salute

Amici/Relazioni

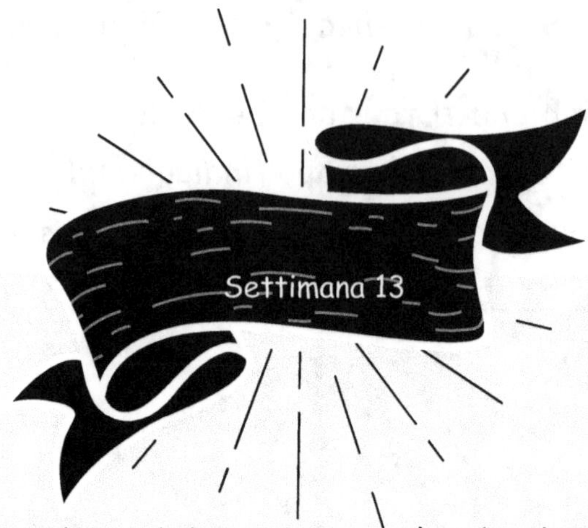

In questa pagina puoi riassumere come è andata la settimana

Settimana 13 >>>>> Settimana 14

In questa fase dovrai:

- scrivere i miglioramenti ottenuti nella settimana 13 e continuare con la settimana 14

- scrivere le difficoltà incontrate nella settimana 13 e migliorarle nella settimana 14

Ogni mattone aggiunto è una pietra miliare utile al raggiungimento del tuo obiettivo

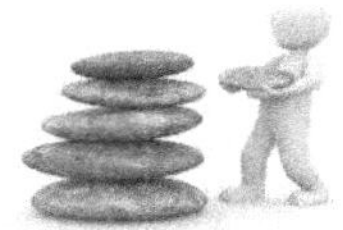

Settimana 14

Non arrenderti. Rischieresti di farlo un'ora prima del miracolo.

(Proverbio arabo)

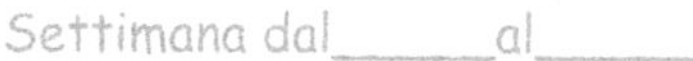

Annotazioni

Identifica le tue emozioni

Lunedì __/__/__	◯	◯	◯	◯	◯
Martedì __/__/__	◯	◯	◯	◯	◯
Mercoledì __/__/__	◯	◯	◯	◯	◯
Giovedì __/__/__	◯	◯	◯	◯	◯
Venerdì __/__/__	◯	◯	◯	◯	◯
Sabato __/__/__	◯	◯	◯	◯	◯
Domenica __/__/__	◯	◯	◯	◯	◯

Identifica il tuo umore	Felice rilassata	Energetica Creativa	Pigra giorno no	Annoiata Stanca	Stressata arrabbiata

Cosa ha causato il tuo stato emotivo?

Identifica ciò che ha innescato il tuo stato emotivo.

Se stai provando emozioni negative, pensa cosa puoi fare "in questo preciso momento" per sostituirle con emozioni   positive.

(Annota qui le emozioni negative/non produttive provate e descrivi come le hai sostituite con le emozioni positive/produttive.)

Monitora il tuo Benessere
(spunta le attività quotidiane)

	Lunedì	Martedì	Mercoledì	Giovedì	Venerdì	Sabato	Domenica
Nutrizione: **Mangia più frutta e verdura**							
Idratazione: **Bevi più acqua**							
Sport: **Pratica almeno 30 minuti al giorno di attività motoria**							
Prenditi cura di te: **Riposa almeno 7/8 ore a notte**							

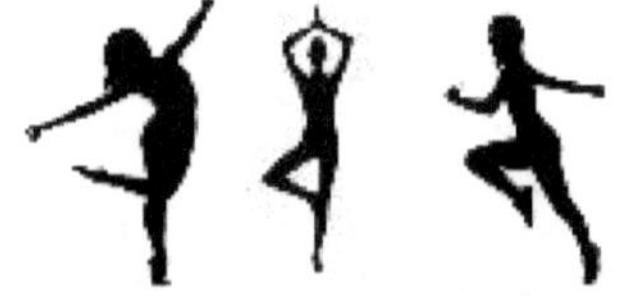

Individua ciò che ti fa stare bene, scrivilo nell'apposita sezione e ritagliati del tempo *(indicando il giorno e le ore dedicata)* per praticarlo. Scegli 1 o più hobby/svaghi.

Relax

Creatività

Salute

Amici/Relazioni

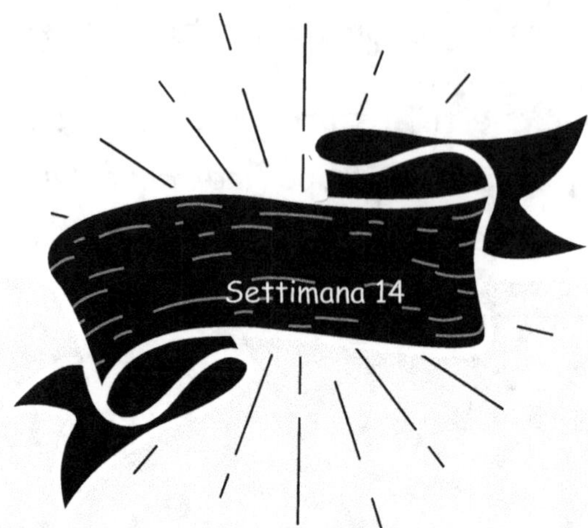

In questa pagina puoi riassumere come è andata la settimana

Settimana 14 >>>>> Settimana 15

In questa fase dovrai:

- scrivere i miglioramenti ottenuti nella settimana 14 e continuare con la settimana 15

- scrivere le difficoltà incontrate nella settimana 14 e migliorarle nella settimana 15

Ogni mattone aggiunto è una pietra miliare utile al raggiungimento del tuo obiettivo

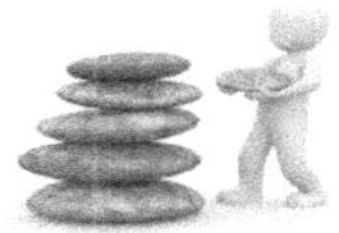

Settimana 15

Solo una cosa rende impossibile un sogno: la paura del fallimento.

(Paulo Coelho)

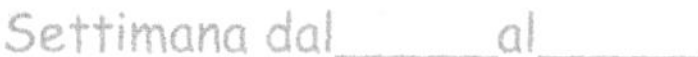

Annotazioni

Identifica le tue emozioni

Lunedi ___/___/___	◯	◯	◯	◯	◯
Martedi ___/___/___	◯	◯	◯	◯	◯
Mercoledi ___/___/___	◯	◯	◯	◯	◯
Giovedi ___/___/___	◯	◯	◯	◯	◯
Venerdi ___/___/___	◯	◯	◯	◯	◯
Sabato ___/___/___	◯	◯	◯	◯	◯
Domenica ___/___/___	◯	◯	◯	◯	◯

Identifica il tuo umore	Felice rilassata	Energetica Creativa	Pigra giorno no	Annoiata Stanca	Stressata arrabbiata
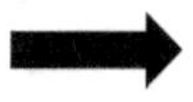	....	....	....	....	....

Cosa ha causato il tuo stato emotivo?

Identifica ciò che ha innescato il tuo stato emotivo.

Se stai provando emozioni negative, pensa cosa puoi fare "in questo preciso momento" per sostituirle con emozioni positive.

(Annota qui le emozioni negative/non produttive provate e descrivi come le hai sostituite con le emozioni positive/produttive.)

Monitora il tuo Benessere
(spunta le attività quotidiane)

	Lunedi	Martedi	Mercoledi	Giovedi	Venerdi	Sabato	Domenica
Nutrizione: Mangia più frutta e verdura							
Idratazione: Bevi più acqua							
Sport: Pratica almeno 30 minuti al giorno di attività motoria							
Prenditi cura di te: Riposa almeno 7/8 ore a notte							

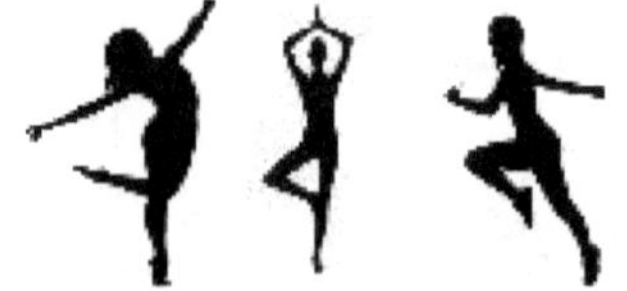

Individua ciò che ti fa stare bene, scrivilo nell'apposita sezione e ritagliati del tempo *(indicando il giorno e le ore dedicata)* per praticarlo. Scegli 1 o più hobby/svaghi.

Relax

Creatività

Salute

Amici/Relazioni

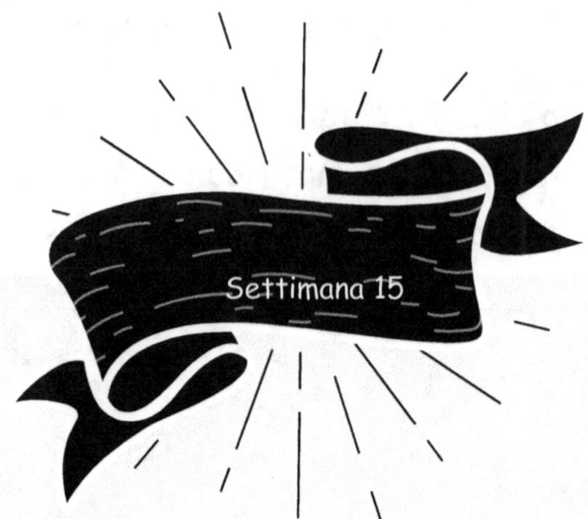

In questa pagina puoi riassumere come è andata la settimana

Sei arrivata alla conclusione delle 15 settimane dove hai:

> ➢ Conosciuto le 4 sfere energetiche utili a incrementere la tua energia vitale

> ➢ I ladri di energia e come evitarli

> ➢ Scritto le 2 affermazioni produttive che ti hanno aiutata a raggiungere l'obiettivo da te scelto

> ➢ Monitorato ed identificato i tuoi stai emotivi quotidiani, trasformandoli da stati emotivi non produttivi a stati emotivi produttivi

> ➢ Monitorato il tuo benessere quotidiano spuntando le attività funzionali al miglioramento della tua energia vitale

> ➢ Individuato e messo in pratica le attività che ti fanno stare bene.

Ora non ti resta che fare l'ultimo esercizio, ovvero, ripercorrere il percorso che hai portato avanti per le 15 settimane e scrivere nero su bianco le sensazioni che hai avuto, gli effetti benefici (anche quelli collaterali) che hai ricevuto, nell'applicare con costanza i piccoli suggerimenti indicati in questo diario del benessere personale

Ricorda che solo tu puoi realizzare i tuoi sogni!

Ogni mattone aggiunto è una pietra miliare utile
al raggiungimento del tuo obiettivo

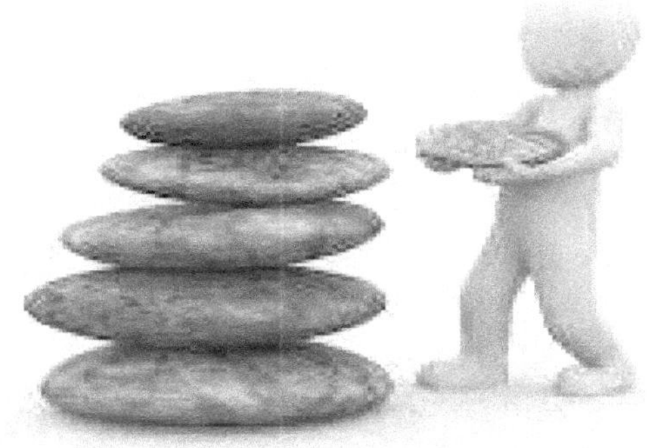

Ci vediamo alla prossima sfida!!!

Angie Green – Lenny Glamour

www.ingramcontent.com/pod-product-compliance
Lightning Source LLC
Chambersburg PA
CBHW070712250726
48662CB00001B/377